疾控科普

U0626945

# 有阳光 有未来

## ——儿童青少年防控近视科普常识

指导单位　国家卫生健康委员会疾病预防控制局

编写单位　北京大学医学部眼视光学院
　　　　　北京大学人民医院眼视光中心
　　　　　北京市疾病预防控制中心学校卫生所
　　　　　北京市海淀区妇幼保健院
　　　　　清华大学附属垂杨柳医院
　　　　　北京眼视光学会

主　编　李　岩　王　凯

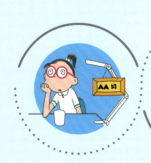
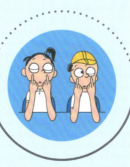
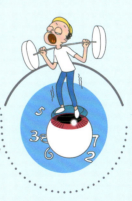

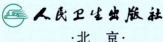

人民卫生出版社

·北　京·

**版权所有，侵权必究！**

**图书在版编目（CIP）数据**

有阳光　有未来：儿童青少年防控近视科普常识 / 李岩，王凯主编 . —北京：人民卫生出版社，2021.7（2023.6 重印）

ISBN 978-7-117-31779-5

Ⅰ.①有… Ⅱ.①李…②王… Ⅲ.①儿童 – 近视 – 防治②青少年 – 近视 – 防治 Ⅳ.①R778.1

中国版本图书馆 CIP 数据核字（2021）第 127581 号

| | | |
|---|---|---|
| 人卫智网 | www.ipmph.com | 医学教育、学术、考试、健康，购书智慧智能综合服务平台 |
| 人卫官网 | www.pmph.com | 人卫官方资讯发布平台 |

有阳光　有未来——儿童青少年防控近视科普常识
Youyangguang　Youweilai
——Ertong Qingshaonian Fangkong Jinshi Kepu Changshi

主　　编：李　岩　王　凯
出版发行：人民卫生出版社（中继线 010-59780011）
地　　址：北京市朝阳区潘家园南里 19 号
邮　　编：100021
E - mail：pmph @ pmph.com
购书热线：010-59787592　010-59787584　010-65264830
印　　刷：北京盛通印刷股份有限公司
经　　销：新华书店
开　　本：889 × 1194　1/24　印张：1.5
字　　数：24 千字
版　　次：2021 年 7 月第 1 版
印　　次：2023 年 6 月第 3 次印刷
标准书号：ISBN 978-7-117-31779-5
定　　价：25.00 元
打击盗版举报电话：010-59787491　E-mail：WQ @ pmph.com
质量问题联系电话：010-59787234　E-mail：zhiliang @ pmph.com

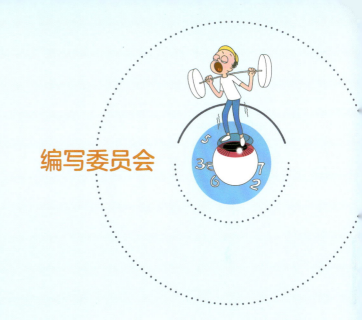

# 编写委员会

**指导单位**

国家卫生健康委员会疾病预防控制局

**编写单位**

北京大学医学部眼视光学院

北京大学人民医院眼视光中心

北京市疾病预防控制中心学校卫生所

北京市海淀区妇幼保健院

清华大学附属垂杨柳医院

北京眼视光学会

**主 审** 赵明威 郭 欣

**主 编** 李 岩 王 凯

**副主编** 傅亚飞　马佳晖　夏志伟

**编　委**（以姓氏笔画为序）

马佳晖　北京大学人民医院眼视光中心

王　凯　北京大学人民医院眼视光中心

王　路　北京市疾病预防控制中心学校卫生所

王立华　北京市海淀区妇幼保健院

王红星　清华大学附属垂杨柳医院

左丽莉　北京大学人民医院眼视光中心

石晓庆　北京大学人民医院眼视光中心

白伶伶　清华大学附属垂杨柳医院

冯晶晶　北京市海淀区妇幼保健院

刘志明　北京大学人民医院眼视光中心

刘婉婷　北京大学人民医院眼视光中心

李　岩　北京大学人民医院眼视光中心

张　倩　北京大学人民医院眼视光中心

张　健　北京大学人民医院眼视光中心

陈　巍　北京市海淀区妇幼保健院

周景伟　北京大学人民医院眼视光中心

赵明威　北京大学人民医院眼视光中心

夏志伟　北京市疾病预防控制中心学校卫生所
徐　琼　北京大学人民医院眼视光中心
郭　欣　北京市疾病预防控制中心学校卫生所
黄苏娅　北京市海淀区妇幼保健院
彭子苏　北京大学人民医院眼视光中心
傅亚飞　北京大学人民医院眼视光中心
樊思宙　北京大学人民医院眼视光中心

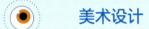 **美术设计**

朱　迈　中国广告联合有限责任公司
金　波　中国广告联合有限责任公司
德　春　中国广告联合有限责任公司

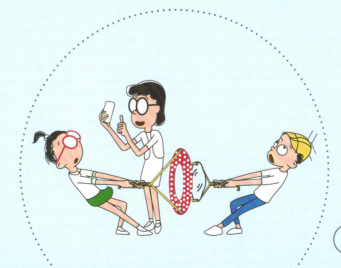

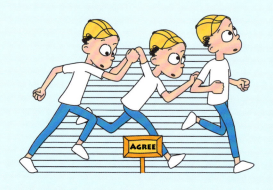

# 前 言

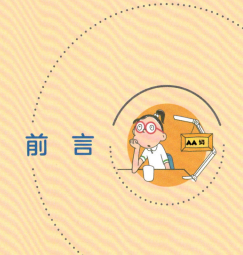

　　我国儿童青少年近视问题一直备受社会广泛关注，近年来呈现高发、低龄化趋势，严重影响孩子们的身心健康。国家卫生健康委始终将儿童青少年近视防控作为工作的重中之重，坚决打好近视防控攻坚战，在全国积极探索推广近视防控适宜技术。此前，发布了《儿童青少年近视防控适宜技术指南》并在全国 183 个区县试点推广应用。

　　为进一步体现"健康第一责任人"理念，让每个儿童青少年成为自己健康的主人，全面提升近视防控常识，在前期相关技术指南基础上，受国家卫生健康委疾病预防控制局委托并在其指导下，北京大学人民医院眼视光中心、北京大学医学部眼视光学院等单位精心组织编写，对儿童青少年近视防控适宜技术进行科普应用转化，形成了《有阳光　有未来——儿童青少年防控近视科普常识》。本书旨在通过图文并茂、通俗易懂的形式，简单生动地向学生、家长及教师等人群进行多方面近视防控常识的宣传和传授，动员孩子们从自身做起，形成良好的爱眼护眼行为，并且一直坚持下去。

最后，对参与本书创作和编写的各位编委、国家卫生健康委疾病预防控制局环境健康处、北京大学医学部眼视光学院瞿佳教授、北京大学人民医院眼视光中心专业技术人员、中国广告联合有限责任公司创意团队等表示诚挚的感谢！因编者经验和水平有限，此书难免有疏漏或不妥之处，恳请诸位同学、家长和老师多提宝贵意见。

编 者

2021 年 5 月

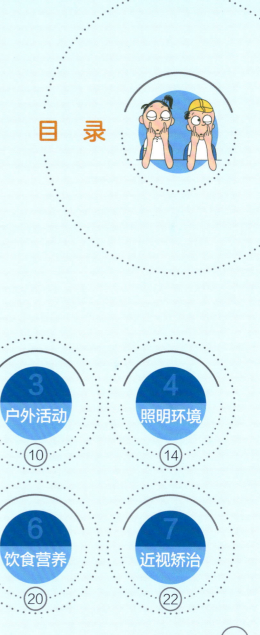

# 目 录

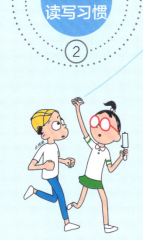

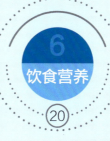

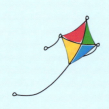
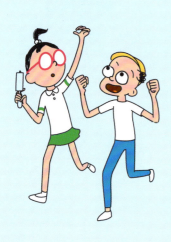

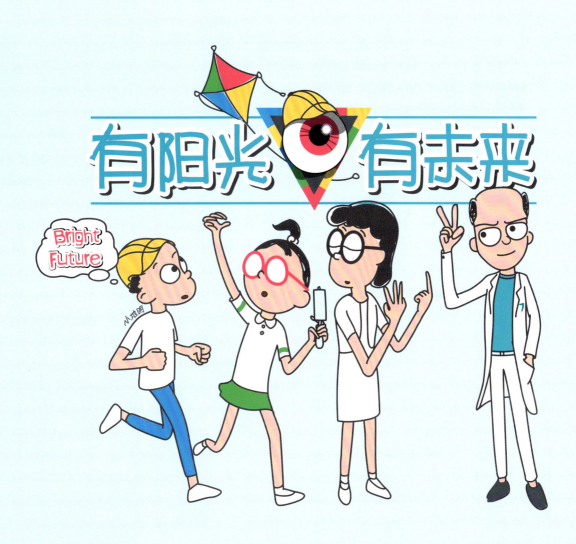

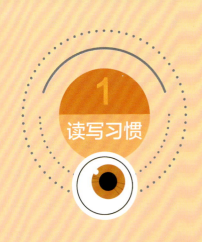

# 1 读写习惯

小同学在课桌前，书写作业坐姿端。
眼距书本为一尺，胸离桌面是一拳。
手到笔尖整一寸，护眼口诀记心间。

"3个一"记心间⋯

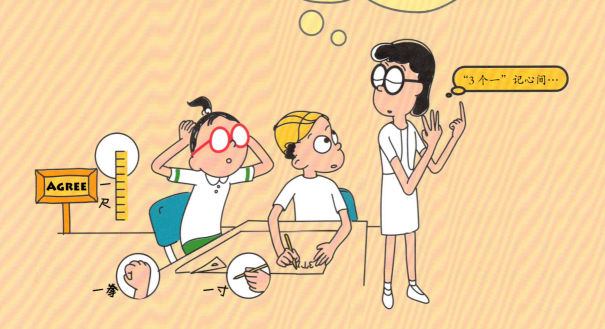

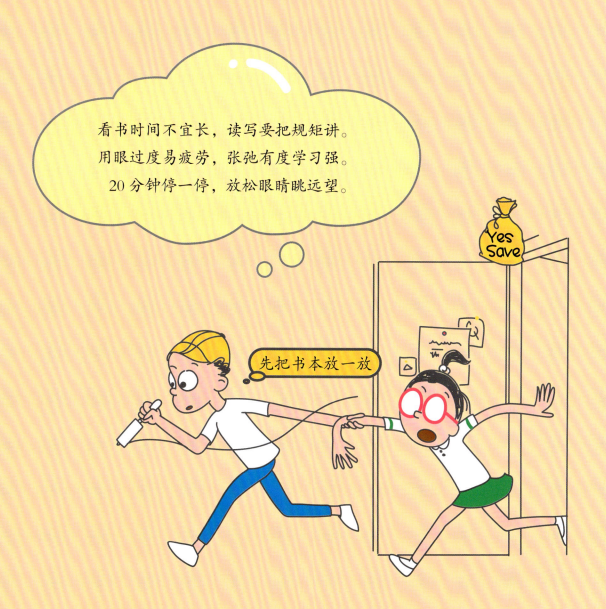

电视、电脑和手机，观看阅读有距离。

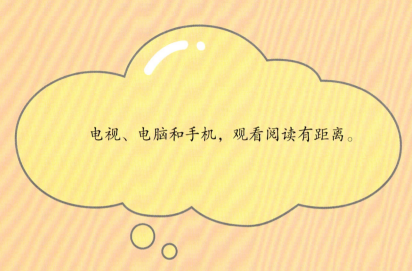

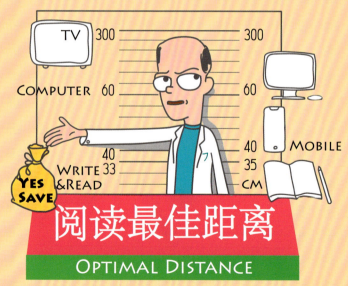

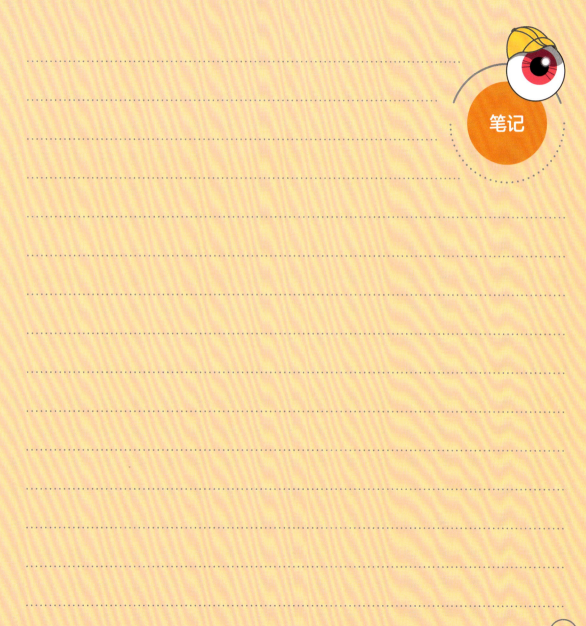

笔记

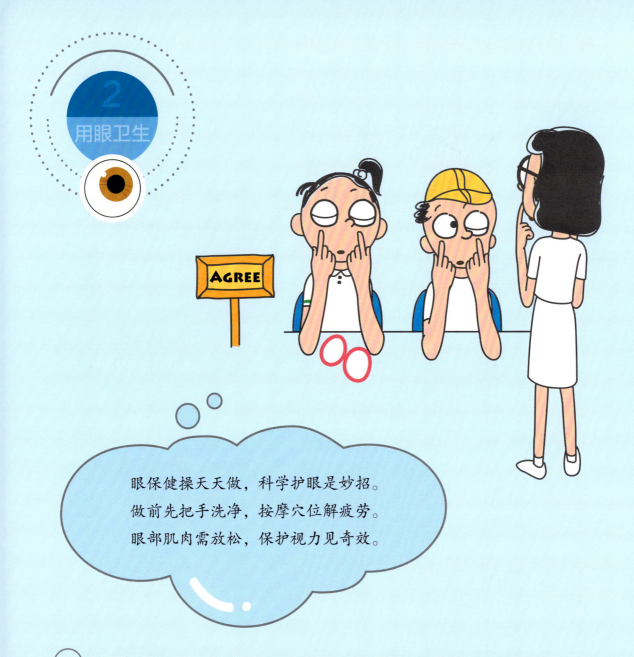

眼保健操天天做，科学护眼是妙招。
做前先把手洗净，按摩穴位解疲劳。
眼部肌肉需放松，保护视力见奇效。

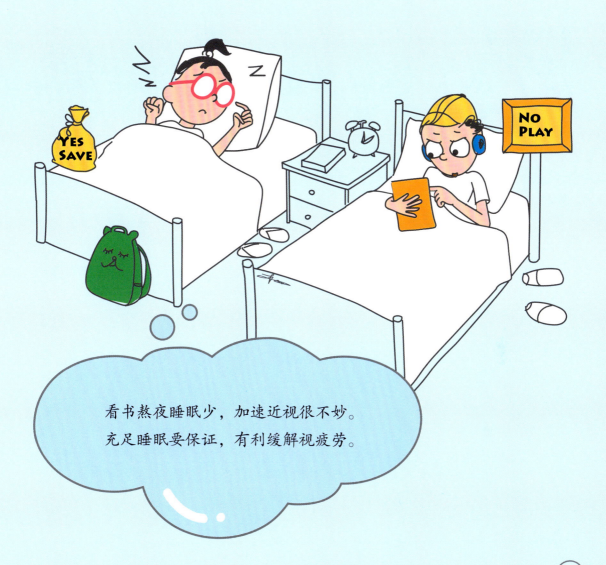

看书熬夜睡眠少，加速近视很不妙。
充足睡眠要保证，有利缓解视疲劳。

户外活动刚刚完，有害细菌手上沾，
摸眼之前先洗手，不然眼睛会发炎。

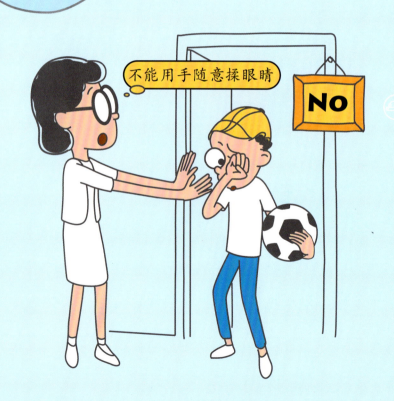

不能用手随意揉眼睛

NO

笔记

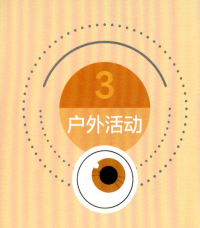
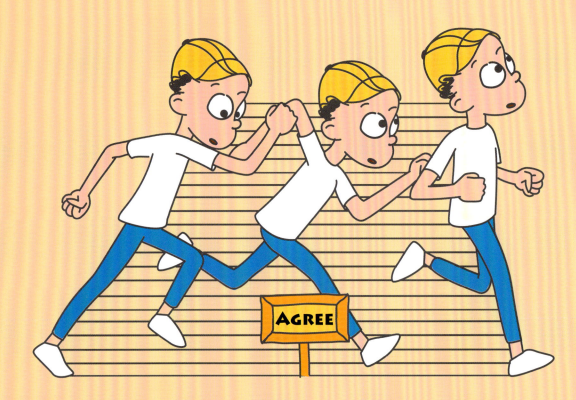

眼睛需要日光浴，赏景悦目有情趣。
户外看看大自然，促进分泌多巴胺。

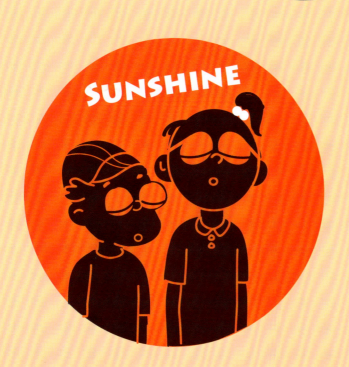

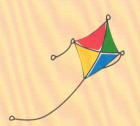
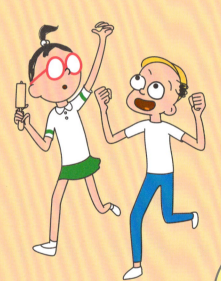
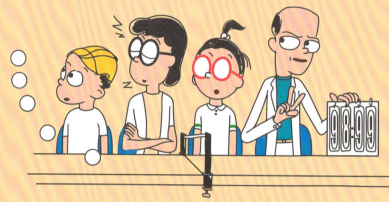

打乒乓、放风筝，眼球追着目标动。
闭目养眼面朝阳，自然补光效果强。
每天运动两小时，沐浴阳光要坚持。

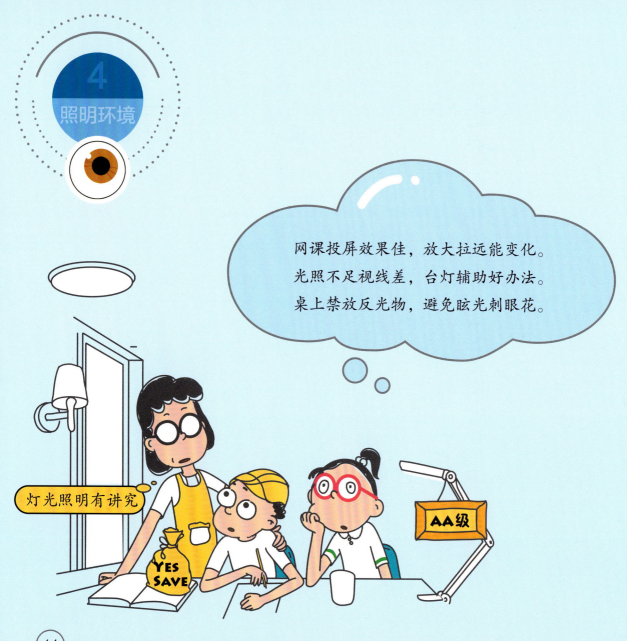

网课投屏效果佳，放大拉远能变化。
光照不足视线差，台灯辅助好办法。
桌上禁放反光物，避免眩光刺眼花。

灯光照明有讲究

AA级

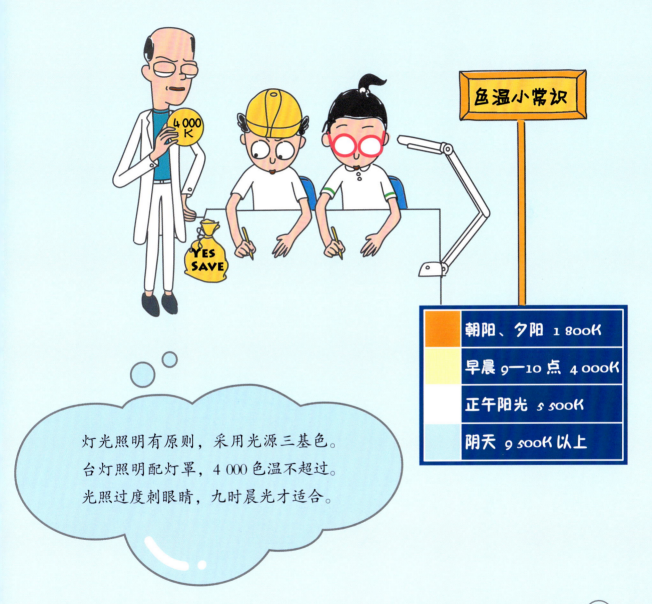

色温小常识

| | |
|---|---|
| | 朝阳、夕阳 1 800K |
| | 早晨 9—10 点 4 000K |
| | 正午阳光 5 500K |
| | 阴天 9 500K 以上 |

灯光照明有原则，采用光源三基色。
台灯照明配灯罩，4 000 色温不超过。
光照过度刺眼睛，九时晨光才适合。

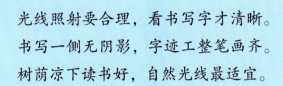

光线照射要合理，看书写字才清晰。

书写一侧无阴影，字迹工整笔画齐。

树荫凉下读书好，自然光线最适宜。

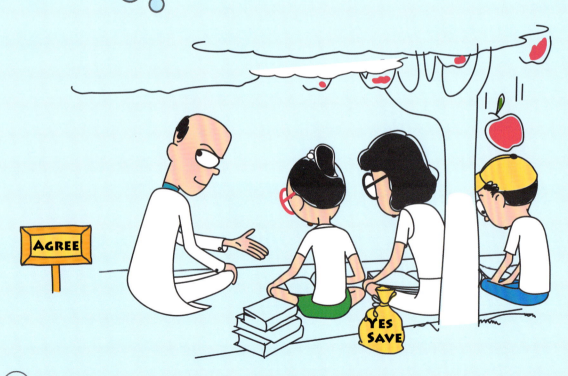

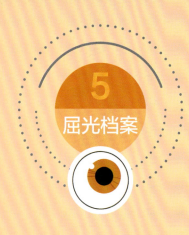

## 5 屈光档案

屈光健康需建档，远视储备应正常。
屈光数据不理想，及时戴镜早预防。

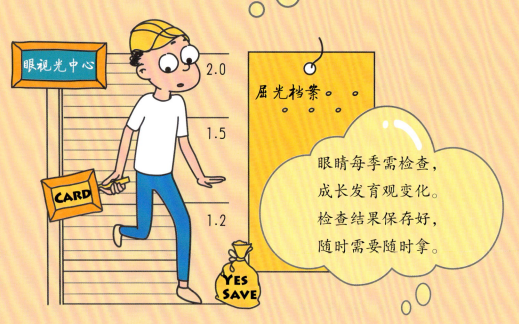

眼睛每季需检查，
成长发育观变化。
检查结果保存好，
随时需要随时拿。

REFRACTION ARCHIVE

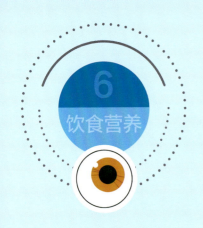

6

饮食营养

科学饮食书上著，保持营养均衡入。
粗粮细粮有搭配，肉蛋海鲜加果蔬。
美食餐饮设标准，保护眼睛有好处。

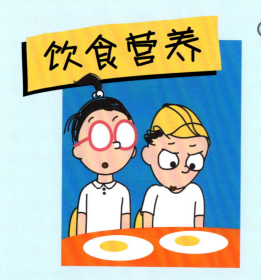

饮食营养

笔记

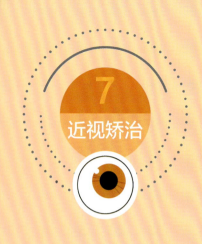

近视离焦特点强，视力矫正在中央。
离焦区域在边旁，控制近视评优良。

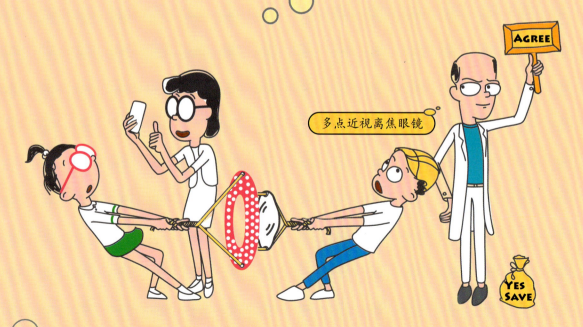

多点近视离焦眼镜

角膜塑形 OK 镜，硬性材料更透氧。
夜间配戴矫视力，白天视物更清爽。
OK 镜，别看小，防控近视作用强。
抑制近视正视力，清晰明亮伴课堂。

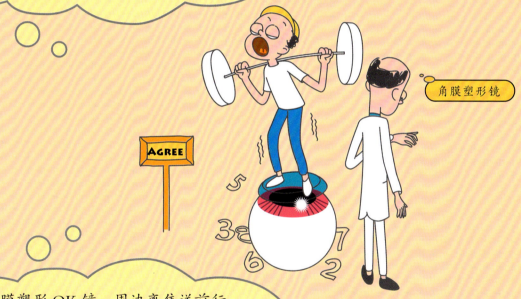

AGREE

角膜塑形镜

角膜塑形 OK 镜，周边离焦逆前行。
镜片设计逆几何，角膜弧度会变平。
物理作用生变化，暂时改变角膜形。
近视度数慢发展，眼轴长度减缓增。

滴眼液称阿托品，常用浓度选择准。
滴前检查视功能，指导使用守则遵。

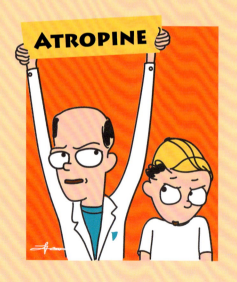

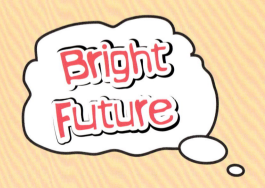

笔记

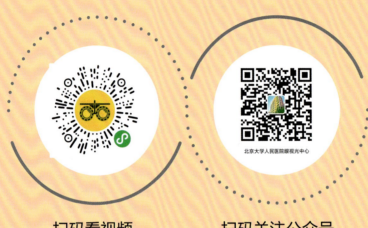

扫码看视频，　　　　扫码关注公众号，
学习更多眼视光知识　获取更多眼视光知识

52检